DÉMASQUER LA MALADIE DE PARKINSON

Naviguer dans les complexités d'un trouble neurologique, comprendre, faire face et prospérer avec la maladie neurodégénérative

Anita Hulsey

Table des matières

INTRODUCTION

Dans la tapisserie trépidante de la vie, Simon apparaît comme une figure centrale, un protagoniste dont le récit est à la fois inspirant et stimulant. La maladie de Parkinson, un adversaire redoutable, jette son ombre sur son chemin, introduisant l'incertitude et la complexité là où il n'y avait autrefois que routine et familiarité. Pourtant, face à ce diagnostic intimidant, Simon reste résolu, un phare de force et de résilience dans un océan d'incertitude.

Alors qu'il entreprend son voyage pour démasquer les subtilités de la maladie de Parkinson, Simon découvre une vérité profonde : que la clé pour combattre cette maladie ne réside pas seulement dans les interventions médicales, mais aussi dans le pouvoir transformateur de la nutrition. Ainsi, avec un cœur plein de détermination et un esprit débordant de curiosité, il entreprend d'explorer le royaume illimité des possibilités culinaires, cherchant réconfort et force dans l'étreinte nourrissante d'aliments sains.

Le petit-déjeuner, annonciateur d'un nouveau jour, devient une toile sur laquelle Simon peint ses premiers traits de défi contre les ombres envahissantes de la maladie de Parkinson. Des smoothies vibrants regorgeant d'antioxydants aux copieux flocons d'avoine infusés de la douceur des baies, chaque repas du matin témoigne de l'engagement inébranlable de Simon envers son bien-être.

Alors que le soleil atteint son zénith, le voyage de Simon se poursuit au royaume du déjeuner, où les salades regorgeant de saumon grillé et les bols débordant de quinoa et de légumes vibrants offrent à parts égales nourriture et vitalité. Ici, au milieu de l'agitation de midi, Simon trouve un moment de répit, une occasion de refaire le plein d'énergie corps et esprit pour se préparer aux défis qui l'attendent.

Et alors que le crépuscule descend, projetant une douce lueur sur l'horizon, l'odyssée culinaire de Simon atteint son crescendo avec le dîner. Le poulet au four niché aux côtés des patates douces, la soupe de lentilles parfumée ornée de chou frisé tendre et la succulente morue accompagnée de légumes rôtis témoignent tous de la richesse et de la diversité des saveurs qui peuvent nourrir non seulement le corps, mais aussi l'esprit.

Dans les moments de calme entre les repas, Simon découvre le pouvoir des collations : des bouchées petites mais puissantes qui offrent nourriture et réconfort en cas de besoin. Du yaourt grec aux amandes, des bâtonnets de carottes croquants trempés dans du houmous crémeux, des tranches de pomme ornées de beurre de cacahuète velouté et un mélange montagnard regorgeant de fruits secs et de noix, tous rappellent l'abondance de nourriture qui l'entoure.

À travers ces créations culinaires, Simon tisse une tapisserie de guérison et d'espoir, invitant d'autres personnes à se joindre à lui dans ce voyage transformateur visant à démasquer la maladie de Parkinson. Dans chaque recette, dans chaque moment partagé de vulnérabilité et de triomphe, l'histoire de Simon résonne – un témoignage de l'esprit humain indomptable et du pouvoir de se nourrir, à la fois physique et émotionnel, face à l'adversité. Ensemble, marchons aux côtés de Simon alors qu'il navigue dans les complexités de la maladie de Parkinson, un repas à la fois, une expérience partagée à la fois, ouvrant ainsi la voie vers le bien-être, la compréhension et, finalement, le triomphe.

CHAPITRE UN

Recettes de petit-déjeuner pour les patients atteints de la maladie de Parkinson

-Smoothie énergisant

Recette 1 :

Smoothie énergisant Berry Blast

Information nutritionnelle:
- Calories : 200
- Protéines : 5g
- Glucides : 35g
- Graisse : 3g

Temps de cuisson : 5 minutes
Portion : 1

Ingrédients:
- 1 tasse de petits fruits mélangés (fraises, myrtilles, framboises)
- 1 banane mûre
- 1/2 tasse de yaourt grec
- 1 cuillère à soupe de miel
- 1/2 tasse de lait d'amande
- Glaçons

Instructions:
1. Ajoutez tous les ingrédients dans un mixeur.
2. Mélangez jusqu'à obtenir une consistance lisse et crémeuse.
3. Versez dans un verre et dégustez aussitôt.

Recette 2 :

Smoothie énergisant à l'énergie verte

Information nutritionnelle:
- Calories : 180
- Protéines : 8g

- Glucides : 30g
- Graisse : 4g

Temps de cuisson : 5 minutes
Portion : 1

Ingrédients:
- 1 tasse d'épinards
- 1/2 concombre
- 1/2 avocat
- 1/2 citron vert pressé
- 1 cuillère à soupe de graines de chia
- 1 tasse d'eau de coco
- Glaçons

Instructions:
1. Mélangez tous les ingrédients dans un mélangeur.
2. Mélangez jusqu'à obtenir une consistance lisse et crémeuse.
3. Servir dans un verre et savourer la fraîcheur.

Recette 3 :

Smoothie énergisant au soleil tropical

Information nutritionnelle:
- Calories : 220
- Protéines : 4g
- Glucides : 45g
- Graisse : 2g

Temps de cuisson : 5 minutes
Portion : 1

Ingrédients:
- 1/2 tasse de morceaux d'ananas
- 1/2 tasse de morceaux de mangue
- 1/2 banane
- 1/2 tasse de jus d'orange
- 1/4 tasse de lait de coco
- Glaçons

Instructions:
1. Mettez tous les ingrédients dans un mixeur.
2. Mélangez jusqu'à obtenir une consistance lisse et crémeuse.

3. Versez dans un verre et savourez les saveurs tropicales.

Recette 4 :

Smoothie énergisant aux protéines et aux noix

Information nutritionnelle:
- Calories : 250
- Protéines : 12g
- Glucides : 30g
- Graisse : 8g

Temps de cuisson : 5 minutes
Portion : 1

Ingrédients:
- 1 banane
- 2 cuillères à soupe de beurre de cacahuète
- 1 cuillère à soupe de cacao en poudre
- 1/2 tasse de flocons d'avoine
- 1 tasse de lait au choix

- Glaçons

Instructions:
1. Mélangez tous les ingrédients dans un mélangeur.
2. Mélangez jusqu'à obtenir une consistance lisse et crémeuse.
3. Versez dans un verre et savourez les bienfaits de la noisette.

Gruau aux baies

Recette 1 :

 Délice à l'avoine et aux bleuets

Information nutritionnelle:
- Calories : 300
- Protéines : 10g
- Glucides : 50g
- Graisse : 5g

Temps de cuisson : 10 minutes
Portion : 1

Ingrédients:
- 1/2 tasse de flocons d'avoine
- 1 tasse d'eau
- 1/2 tasse de myrtilles fraîches
- 1 cuillère à soupe de miel
- 1 cuillère à soupe de noix hachées (par exemple amandes ou noix)
- Une pincée de cannelle

Instructions:
1. Dans une petite casserole, porter l'eau à ébullition.
2. Ajoutez les flocons d'avoine et réduisez le feu à doux. Cuire 5 minutes en remuant de temps en temps.
3. Incorporez les myrtilles et poursuivez la cuisson encore 2-3 minutes jusqu'à ce que les flocons d'avoine soient crémeux.
4. Retirer du feu et incorporer le miel.
5. Transférez les flocons d'avoine dans un bol, garnissez de noix hachées et d'une pincée de cannelle.
6. Savourez vos flocons d'avoine aux myrtilles, nutritifs et délicieux !

Recette 2 :

 Bol de flocons d'avoine aux fraises et aux bananes

Information nutritionnelle:
- Calories : 320
- Protéines : 8g
- Glucides : 55g
- Graisse : 6g

Temps de cuisson : 10 minutes
Portion : 1

Ingrédients:
- 1/2 tasse de flocons d'avoine
- 1 tasse de lait au choix
- 1/2 banane tranchée
- 1/2 tasse de fraises tranchées
- 1 cuillère à soupe de sirop d'érable
- 1 cuillère à soupe de graines de lin

Instructions:

1. Dans une casserole, mélanger les flocons d'avoine et le lait. Porter à ébullition à feu moyen.

2. Cuire environ 5 à 7 minutes ou jusqu'à ce que les flocons d'avoine soient crémeux, en remuant de temps en temps.

3. Ajoutez les tranches de banane et poursuivez la cuisson encore 1 à 2 minutes.

4. Retirer du feu et transférer dans un bol.

5. Garnir de tranches de fraises, arroser de sirop d'érable et saupoudrer de graines de lin.

6. Savourez votre délicieux et nutritif bol de flocons d'avoine fraise-banane !

Recette 3 :

Gruau aux framboises et aux amandes

Information nutritionnelle:
- Calories : 280
- Protéines : 7g

- Glucides : 45g
- Graisse : 8g

Temps de cuisson : 10 minutes
Portion : 1

Ingrédients:
- 1/2 tasse de flocons d'avoine
- 1 tasse de lait d'amande
- 1/2 tasse de framboises fraîches
- 1 cuillère à soupe de beurre d'amande
- 1 cuillère à soupe de miel
- Amandes tranchées pour la garniture

Instructions:
1. Dans une casserole, mélanger les flocons d'avoine et le lait d'amande. Faire bouillir doucement.
2. Réduire le feu et laisser mijoter pendant 5 à 7 minutes, en remuant de temps en temps.
3. Ajouter les framboises fraîches et le beurre d'amande en remuant jusqu'à ce que le tout soit bien mélangé.

4. Cuire encore 1 à 2 minutes jusqu'à ce que les framboises ramollissent.

5. Retirer du feu, incorporer le miel et transférer dans un bol.

6. Garnissez d'amandes tranchées pour plus de croquant et savourez votre gruau aux framboises et aux amandes !

Recette 4 :

Gruau au chia et aux baies mélangées

Information nutritionnelle:
- Calories : 330
- Protéines : 9g
- Glucides : 55g
- Graisse : 7g

Temps de cuisson : 10 minutes
Portion : 1

Ingrédients:
- 1/2 tasse de flocons d'avoine
- 1 tasse d'eau

- 1/2 tasse de petits fruits mélangés (fraises, myrtilles, framboises)
- 1 cuillère à soupe de graines de chia
- 1 cuillère à soupe de sirop d'agave
- Un peu de lait (facultatif)

Instructions:

1. Dans une casserole, mélanger les flocons d'avoine et l'eau. Porter à ébullition, puis réduire le feu et laisser mijoter 5 à 7 minutes.

2. Ajouter les baies mélangées et les graines de chia en remuant bien.

3. Cuire encore 2-3 minutes jusqu'à ce que les baies soient ramollies.

4. Retirer du feu et incorporer le sirop d'agave.

5. Si vous le souhaitez, ajoutez un peu de lait pour obtenir un mélange onctueux.

6. Transférez dans un bol et savourez votre mélange de flocons d'avoine et de chia aux baies, plein de bienfaits !

- Oeufs brouillés aux épinards

Recette 1 :

Oeufs brouillés classiques aux épinards

Information nutritionnelle:
- Calories : 250
- Protéines : 15g
- Glucides : 4g
- Graisse : 18g

Temps de cuisson : 10 minutes
Portion : 1

Ingrédients:
- 2 oeufs
- 1 tasse d'épinards frais, hachés
- 1 cuillère à soupe de beurre
- Sel et poivre au goût
- Facultatif : Fromage râpé pour la garniture

Instructions:

1. Dans un bol, fouettez les œufs jusqu'à ce qu'ils soient bien battus. Assaisonnez avec du sel et du poivre.

2. Faites chauffer le beurre dans une poêle antiadhésive à feu moyen.

3. Ajoutez les épinards hachés dans la poêle et faites-les revenir jusqu'à ce qu'ils soient fanés.

4. Versez les œufs battus et remuez délicatement avec une spatule dès qu'ils commencent à prendre.

5. Continuez la cuisson et remuez jusqu'à ce que les œufs soient cuits à la consistance désirée.

6. Transférer dans une assiette, saupoudrer de fromage râpé si désiré et servir chaud.

7. Dégustez vos classiques œufs brouillés aux épinards !

Recette 2 :

Oeufs brouillés aux épinards et à la feta

Information nutritionnelle:
- Calories : 280
- Protéines : 17g
- Glucides : 5g
- Matière grasse : 20g

Temps de cuisson : 15 minutes
Portion : 1

Ingrédients:
- 2 oeufs
- 1 tasse d'épinards frais, hachés
- 2 cuillères à soupe de fromage feta émietté
- 1 cuillère à soupe d'huile d'olive
- Sel et poivre au goût

Instructions:
1. Dans un bol, fouettez les œufs et assaisonnez de sel et de poivre.
2. Faites chauffer l'huile d'olive dans une poêle à feu moyen.
3. Ajoutez les épinards hachés et faites-les revenir jusqu'à ce qu'ils soient fanés.

4. Versez les œufs battus et faites cuire en remuant doucement jusqu'à ce que les œufs soient presque pris.
5. Saupoudrez les œufs de feta émiettée et poursuivez la cuisson encore une minute.
6. Retirer du feu, transférer dans une assiette et servir chaud.
7. Savourez vos savoureux œufs brouillés aux épinards et à la feta !

Recette 3 :

Œufs brouillés crémeux aux épinards

Information nutritionnelle:
- Calories : 270
- Protéines : 16g
- Glucides : 6g
- Graisse : 19g

Temps de cuisson : 12 minutes
Portion : 1

Ingrédients:

- 2 oeufs
- 1/2 tasse d'épinards frais, hachés
- 2 cuillères à soupe de fromage frais
- 1 cuillère à soupe de beurre
- Sel et poivre au goût

Instructions:
1. Dans un bol, fouettez les œufs et assaisonnez de sel et de poivre.
2. Faites chauffer le beurre dans une poêle à feu moyen.
3. Ajoutez les épinards hachés et faites-les revenir jusqu'à ce qu'ils soient fanés.
4. Versez les œufs battus et faites cuire en remuant doucement.
5. Lorsque les œufs sont presque pris, ajoutez le fromage à la crème et poursuivez la cuisson jusqu'à obtenir une consistance crémeuse.
6. Retirer du feu, transférer dans une assiette et servir chaud.
7. Savourez vos œufs brouillés aux épinards riches et crémeux !

Recette 4 :

Œufs brouillés aux champignons et aux épinards

Information nutritionnelle:
- Calories : 290
- Protéines : 18g
- Glucides : 7g
- Graisse : 21g

Temps de cuisson : 15 minutes
Portion : 1

Ingrédients:
- 2 oeufs
- 1 tasse d'épinards frais, hachés
- 1/2 tasse de champignons, tranchés
- 1 cuillère à soupe de beurre
- Sel et poivre au goût

Instructions:
1. Dans un bol, fouettez les œufs et assaisonnez de sel et de poivre.
2. Faites chauffer le beurre dans une poêle à feu moyen.

3. Ajouter les champignons tranchés et faire revenir jusqu'à ce qu'ils soient dorés.

4. Ajouter les épinards hachés et cuire jusqu'à ce qu'ils soient fanés.

5. Versez les œufs battus et faites cuire en remuant doucement.

6. Cuire jusqu'à ce que les œufs soient pris et que tout soit bien mélangé.

7. Transférer dans une assiette, assaisonner avec plus de sel et de poivre si nécessaire et servir chaud.

8. Savourez vos œufs brouillés aux champignons et aux épinards !

- Pudding au chia et aux bananes et aux noix

Recette 1 :

Pouding au chia et aux bananes classiques

Information nutritionnelle:

- Calories : 280
- Protéines : 8g
- Glucides : 35g
- Graisse : 12g

Temps de cuisson : 5 minutes (plus le temps de refroidissement)
Portion : 1

Ingrédients:
- 1 banane mûre écrasée
- 2 cuillères à soupe de graines de chia
- 1/2 tasse de lait d'amande
- 1 cuillère à soupe de noix hachées (par exemple noix, amandes)
- 1 cuillère à soupe de miel ou de sirop d'érable
- Un soupçon de cannelle

Instructions:
1. Dans un bol, mélangez la purée de banane, les graines de chia, le lait d'amande et le miel.

2. Remuez bien pour combiner tous les ingrédients.

3. Laissez reposer le mélange pendant 5 minutes, puis remuez à nouveau pour éviter les grumeaux.
4. Couvrir et réfrigérer pendant au moins 2 heures ou toute la nuit.
5. Avant de servir, saupoudrer de noix hachées et d'une pincée de cannelle.
6. Savourez votre pudding de chia à la banane et aux noix classique !

Recette 2 :

Pudding au chia, chocolat, banane et noix

Information nutritionnelle:
- Calories : 320
- Protéines : 9g
- Glucides : 40g
- Graisse : 15g

Temps de cuisson : 5 minutes (plus le temps de refroidissement)
Portion : 1

Ingrédients:
- 1 banane mûre écrasée
- 2 cuillères à soupe de graines de chia
- 1/2 tasse de lait de coco
- 1 cuillère à soupe de cacao en poudre
- 1 cuillère à soupe de noix hachées (par exemple, noix de pécan, noisettes)
- 1 cuillère à soupe de miel ou de sirop d'agave

Instructions:
1. Dans un bol, mélangez la purée de banane, les graines de chia, le lait de coco, la poudre de cacao et le miel.
2. Remuez bien pour combiner tous les ingrédients.
3. Laissez reposer le mélange pendant 5 minutes, puis remuez à nouveau.
4. Couvrir et réfrigérer pendant au moins 2 heures ou toute la nuit.
5. Avant de servir, saupoudrez de noix hachées pour plus de croquant.
6. Laissez-vous tenter par les riches saveurs du pudding au chia, au chocolat, à la banane et aux noix !

Recette 3 :

 Parfait au pudding au chia, vanille, banane et noix

Information nutritionnelle:
- Calories : 300
- Protéines : 8g
- Glucides : 38g
- Graisse : 14g

Temps de cuisson : 5 minutes (plus le temps de refroidissement)
Portion : 1

Ingrédients:
- 1 banane mûre écrasée
- 2 cuillères à soupe de graines de chia
- 1/2 tasse de lait d'amande vanillé
- 1 cuillère à soupe de mélange de noix hachées
- 1 cuillère à soupe de miel ou de sirop d'érable
- Granola (facultatif)

Instructions:

1. Dans un bol, mélangez la purée de banane, les graines de chia, le lait d'amande vanillé et le miel.

2. Remuez bien pour combiner tous les ingrédients.

3. Laissez reposer le mélange pendant 5 minutes, puis remuez à nouveau.

4. Couvrir et réfrigérer pendant au moins 2 heures ou toute la nuit.

5. Avant de servir, déposez le pudding au chia avec les noix hachées et le granola dans un verre.

6. Savourez les délicieuses couches de parfait au pouding au chia, vanille, banane et noix !

Recette 4 :

Pudding au chia, noix de coco, banane et noix

Information nutritionnelle:
- Calories : 290

- Protéines : 7g
- Glucides : 36g
- Graisse : 16g

Temps de cuisson : 5 minutes (plus le temps de refroidissement)
Portion : 1

Ingrédients:
- 1 banane mûre écrasée
- 2 cuillères à soupe de graines de chia
- 1/2 tasse de lait de coco
- 1 cuillère à soupe de noix de coco râpée
- 1 cuillère à soupe de mélange de noix hachées
- 1 cuillère à soupe de miel ou de sirop d'agave

Instructions:
1. Dans un bol, mélangez la purée de banane, les graines de chia, le lait de coco, la noix de coco râpée et le miel.
2. Remuez bien pour combiner tous les ingrédients.

3. Laissez reposer le mélange pendant 5 minutes, puis remuez à nouveau.

4. Couvrir et réfrigérer pendant au moins 2 heures ou toute la nuit.

5. Avant de servir, garnir de noix hachées et d'une pincée supplémentaire de noix de coco râpée.

6. Plongez dans les saveurs tropicales du pudding au chia, à la noix de coco et à la banane !

CHAPITRE DEUX

Options de déjeuner pour soutenir la santé de Parkinson

Salade de saumon grillé

Recette 1 :

Salade de saumon grillé et mesclun

Ingrédients:
- 4 (4 oz) filets de saumon
- 8 tasses de mesclun (épinards, roquette, romaine)
- 1 tasse de tomates cerises coupées en deux
- 1/2 concombre tranché
- 2 cuillères à soupe de feta émiettée

- 2 cuillères à soupe d'amandes effilées
- 2 cuillères à soupe de vinaigrette balsamique

Nutrition (par portion) :
Calories : 320
Matières grasses totales : 18 g
Gras saturés : 4g
Cholestérol : 70 mg
Sodium : 420 mg
Glucides totaux : 12 g
Fibres : 4g
Protéine : 30g

Temps de cuisson : 15 minutes
Pour : 4

Instructions:
1. Préchauffez le gril à feu moyen-vif.
2. Assaisonner les filets de saumon avec du sel et du poivre.
3. Griller le saumon pendant 4 à 5 minutes de chaque côté ou jusqu'à ce qu'il soit bien cuit.

4. Dans un grand bol à salade, mélanger le mélange de verdure, les tomates, le concombre, la feta et les amandes.
5. Garnir de saumon grillé et arroser de vinaigrette balsamique.

Recette 2 :

Salade de saumon grillé, quinoa et avocat

Ingrédients:
- 4 (4 oz) filets de saumon
- 2 tasses de quinoa cuit
- 1 avocat coupé en dés
- 1 tasse de tomates cerises coupées en deux
- 1/2 oignon rouge émincé
- 2 tasses de bébés épinards
- 2 cuillères à soupe d'huile d'olive
- 1 cuillère à soupe de jus de citron
- Sel et poivre au goût

Nutrition (par portion) :
Calories : 390

Matière grasse totale : 22 g
Gras saturés : 4g
Cholestérol : 70mg
Sodium : 320 mg
Glucides totaux : 25 g
Fibres : 6g
Protéine : 28g

Temps de cuisson : 20 minutes
Pour : 4

Instructions:
1. Préchauffez le gril à feu moyen-vif.
2. Assaisonner les filets de saumon avec du sel et du poivre.
3. Griller le saumon pendant 4 à 5 minutes de chaque côté ou jusqu'à ce qu'il soit bien cuit.
4. Dans un grand bol, mélanger le quinoa cuit, l'avocat, les tomates, l'oignon et les épinards.
5. Arrosez d'huile d'olive et de jus de citron et mélangez pour bien enrober.
6. Garnir la salade de saumon grillé.

Recette 3 :

Salade de saumon grillé aux légumes rôtis

Ingrédients:
- 4 (4 oz) filets de saumon
- 2 tasses de légumes rôtis mélangés (poivrons, courgettes, oignons)
- 4 tasses de mesclun
- 1/4 tasse de fromage feta émietté
- 2 cuillères à soupe de glaçage balsamique
- 1 cuillère à soupe d'huile d'olive
- Sel et poivre au goût

Nutrition (par portion) :
Calories : 350
Matières grasses totales : 19 g
Gras saturés : 5g
Cholestérol : 70mg
Sodium : 480 mg
Glucides totaux : 16 g
Fibres : 5g
Protéine : 32g

Temps de cuisson : 25 minutes
Pour : 4

Instructions:
1. Préchauffez le gril à feu moyen-vif.
2. Assaisonner les filets de saumon avec du sel et du poivre.
3. Griller le saumon pendant 4 à 5 minutes de chaque côté ou jusqu'à ce qu'il soit bien cuit.
4. Dans un grand bol, mélanger les légumes rôtis et le mélange de verdure.
5. Garnir de saumon grillé, de fromage feta et arroser de glaçage balsamique et d'huile d'olive.

Recette 4 :

Salade de saumon grillé avec vinaigrette aux agrumes

Ingrédients:
- 4 (4 oz) filets de saumon
- 6 tasses de mesclun

- 1 orange segmentée
- 1 pamplemousse segmenté
- 1/4 tasse d'amandes tranchées
- 2 cuillères à soupe d'huile d'olive
- 2 cuillères à soupe de jus d'orange
- 1 cuillère à soupe de jus de pamplemousse
- 1 cuillère à soupe de vinaigre de vin blanc
- Sel et poivre au goût

Nutrition (par portion) :
Calories : 330
Matières grasses totales : 18 g
Gras saturés : 3g
Cholestérol : 70 mg
Sodium : 280 mg
Glucides totaux : 16 g
Fibres : 5g
Protéine : 29g

Temps de cuisson : 20 minutes
Pour : 4

Instructions:

1. Préchauffez le gril à feu moyen-vif.

2. Assaisonner les filets de saumon avec du sel et du poivre.

3. Griller le saumon pendant 4 à 5 minutes de chaque côté ou jusqu'à ce qu'il soit bien cuit.

4. Dans un grand bol à salade, mélanger le mélange de verdure, les quartiers d'orange, les quartiers de pamplemousse et les amandes tranchées.

5. Dans un petit bol, fouetter ensemble l'huile d'olive, le jus d'orange, le jus de pamplemousse et le vinaigre de vin blanc.

6. Verser la vinaigrette aux agrumes sur la salade et garnir de saumon grillé.

- Sauté de Quinoa et Légumes

Recette 1 :

Sauté de Quinoa et Légumes au Tofu

Ingrédients:
- 1 tasse de quinoa cru
- 1 bloc (14 oz) de tofu extra-ferme, coupé en cubes
- 2 cuillères à soupe d'huile d'olive
- 1 poivron rouge tranché
- 1 tasse de fleurons de brocoli
- 1 tasse de champignons tranchés
- 2 gousses d'ail émincées
- 2 cuillères à soupe de sauce soja faible en sodium
- 1 cuillère à soupe de vinaigre de riz
- 1 cuillère à café d'huile de sésame
- Sel et poivre au goût

Nutrition (par portion) :
Calories : 360
Matières grasses totales : 16 g
Gras saturés : 2g
Cholestérol : 0 mg
Sodium : 420 mg
Glucides totaux : 38 g
Fibres : 6g
Protéine : 20g

Temps de cuisson : 30 minutes
Pour : 4

Instructions:

1. Faites cuire le quinoa selon les instructions sur l'emballage.

2. Dans une grande poêle ou un wok, faire chauffer l'huile d'olive à feu moyen-vif.

3. Ajouter les cubes de tofu et cuire 3 à 4 minutes, jusqu'à ce qu'ils soient légèrement dorés. Retirer le tofu de la poêle et réserver.

4. Ajoutez le poivron, le brocoli et les champignons dans la poêle. Faire sauter pendant 5 à 6 minutes, jusqu'à ce que les légumes soient tendres et croquants.

5. Ajouter l'ail et cuire 1 minute, jusqu'à ce qu'il soit parfumé.

6. Remettez le tofu cuit dans la poêle. Incorporer le quinoa cuit, la sauce soja, le vinaigre de riz et l'huile de sésame. Assaisonnez avec du sel et du poivre.

7. Mélangez le tout et servez chaud.

Recette 2 :

Sauté de Quinoa et Légumes au Poulet

Ingrédients:
- 1 tasse de quinoa cru
- 1 lb de poitrines de poulet désossées et sans peau, coupées en bouchées
- 2 cuillères à soupe d'huile végétale
- 2 tasses de légumes mélangés (brocoli, carottes, pois mange-tout, etc.)
- 2 gousses d'ail émincées
- 2 cuillères à soupe de sauce soja faible en sodium
- 1 cuillère à soupe de miel
- 1 cuillère à café d'huile de sésame
- Sel et poivre au goût

Nutrition (par portion) :
Calories : 390
Matières grasses totales : 12 g
Gras saturés : 2g
Cholestérol : 70mg
Sodium : 470 mg
Glucides totaux : 40 g

Fibres : 5g
Protéine : 35g

Temps de cuisson : 25 minutes
Pour : 4

Instructions:
1. Faites cuire le quinoa selon les instructions sur l'emballage.
2. Dans une grande poêle ou un wok, chauffer l'huile végétale à feu moyen-vif.
3. Ajoutez le poulet et faites sauter pendant 5 à 6 minutes, jusqu'à ce qu'il soit bien cuit. Retirer le poulet de la poêle et réserver.
4. Ajoutez le mélange de légumes dans la poêle et faites sauter pendant 3 à 4 minutes, jusqu'à ce qu'ils soient tendres et croustillants.
5. Ajouter l'ail et cuire 1 minute, jusqu'à ce qu'il soit parfumé.
6. Remettez le poulet cuit dans la poêle. Incorporer le quinoa cuit, la sauce soja, le miel et l'huile de sésame. Assaisonnez avec du sel et du poivre.

7. Mélangez le tout et servez chaud.

Recette 3 :

Sauté de Quinoa et Légumes aux Crevettes

Ingrédients:
- 1 tasse de quinoa cru
- 1 lb de crevettes décortiquées et déveinées
- 2 cuillères à soupe d'huile d'olive
- 2 tasses de légumes mélangés (poivrons, courgettes, oignons)
- 2 gousses d'ail émincées
- 2 cuillères à soupe de sauce soja faible en sodium
- 1 cuillère à soupe de vinaigre de riz
- 1 cuillère à café de miel
- 1/4 cuillère à café de flocons de piment rouge (facultatif)
- Sel et poivre au goût

Nutrition (par portion) :
Calories : 370

Matières grasses totales : 11 g

Gras saturés : 1,5 g

Cholestérol : 190 mg

Sodium : 520 mg

Glucides totaux : 38 g

Fibres : 5g

Protéine : 30g

Temps de cuisson : 25 minutes

Pour : 4

Instructions:

1. Faites cuire le quinoa selon les instructions sur l'emballage.

2. Dans une grande poêle ou un wok, faire chauffer l'huile d'olive à feu moyen-vif.

3. Ajoutez les crevettes et faites sauter pendant 3 à 4 minutes, jusqu'à ce qu'elles soient bien cuites. Retirer les crevettes de la poêle et réserver.

4. Ajoutez le mélange de légumes dans la poêle et faites sauter pendant 4 à 5 minutes, jusqu'à ce qu'ils soient tendres et croustillants.

5. Ajouter l'ail et cuire 1 minute, jusqu'à ce qu'il soit parfumé.

6. Remettez les crevettes cuites dans la poêle. Incorporer le quinoa cuit, la sauce soja, le vinaigre de riz et le miel. Si vous en utilisez, ajoutez les flocons de piment rouge. Assaisonnez avec du sel et du poivre.

7. Mélangez le tout et servez chaud.

Recette 4 :

 Sauté de Quinoa et Légumes avec Edamame

Ingrédients:
- 1 tasse de quinoa cru
- 1 tasse d'edamames décortiqués surgelés
- 2 cuillères à soupe d'huile de sésame
- 2 tasses de légumes mélangés (chou, carottes, pois mange-tout)
- 2 gousses d'ail émincées
- 2 cuillères à soupe de sauce soja faible en sodium

- 1 cuillère à soupe de vinaigre de riz
- 1 cuillère à café de gingembre râpé
- Sel et poivre au goût

Nutrition (par portion) :
Calories : 340
Matières grasses totales : 14 g
Gras saturés : 2g
Cholestérol : 0 mg
Sodium : 460 mg
Glucides totaux : 40 g
Fibres : 7g
Protéine : 15g

Temps de cuisson : 25 minutes
Pour : 4

Instructions:
1. Faites cuire le quinoa selon les instructions sur l'emballage.
2. Dans une grande poêle ou un wok, chauffer l'huile de sésame à feu moyen-vif.
3. Ajoutez le mélange de légumes et faites sauter pendant 4 à 5 minutes,

jusqu'à ce qu'ils soient tendres et croustillants.

4. Ajoutez l'ail et le gingembre et faites cuire 1 minute, jusqu'à ce qu'ils soient parfumés.

5. Incorporez le quinoa cuit, l'edamame, la sauce soja et le vinaigre de riz. Assaisonnez avec du sel et du poivre.

6. Mélangez le tout et servez chaud.

- Bol de pois chiches et légumes rôtis

Recette 1 :

 Bol de pois chiches et légumes rôtis avec vinaigrette Tahini

Ingrédients:
- 1 boîte (15 oz) de pois chiches, égouttés et rincés
- 2 tasses de courge musquée en cubes
- 1 poivron rouge coupé en dés

- 1 tasse de choux de Bruxelles, coupés
en deux
- 2 cuillères à soupe d'huile d'olive
- 1 cuillère à café de cumin
- Sel et poivre au goût
- 2 tasses de mesclun
- 2 cuillères à soupe de tahin
- 2 cuillères à soupe de jus de citron
- 1 cuillère à soupe d'eau
- 1 gousse d'ail hachée
- 1 cuillère à soupe de sirop d'érable

Nutrition (par portion) :
Calories : 390
Matières grasses totales : 16 g
Gras saturés : 2g
Cholestérol : 0 mg
Sodium : 350 mg
Glucides totaux : 52 g
Fibres : 12g
Protéine : 14g

Temps de cuisson : 35 minutes
Pour : 4

Instructions:

1. Préchauffer le four à 400°F.

2. Mélangez les pois chiches, la courge musquée, le poivron et les choux de Bruxelles avec l'huile d'olive, le cumin, le sel et le poivre. Étaler sur une plaque à pâtisserie et rôtir pendant 25 à 30 minutes, en remuant à mi-cuisson, jusqu'à ce que les légumes soient tendres et légèrement dorés.

3. Dans un petit bol, fouetter ensemble le tahini, le jus de citron, l'eau, l'ail et le sirop d'érable pour préparer la vinaigrette.

4. Répartissez le mélange de verdure dans 4 bols. Garnir chacun de légumes rôtis et de pois chiches. Arroser de vinaigrette au tahini.

Recette 2 :

Bol de pois chiches et légumes rôtis au pesto

Ingrédients:

- 1 boîte (15 oz) de pois chiches, égouttés et rincés
- 2 tasses de patates douces en cubes
- 1 tasse de fleurons de chou-fleur
- 1 tasse de tomates cerises coupées en deux
- 2 cuillères à soupe d'huile d'olive
- 1 cuillère à café d'ail en poudre
- Sel et poivre au goût
- 2 tasses de bébés épinards
- 1/4 tasse de pesto de basilic

Nutrition (par portion) :
Calories : 360
Matières grasses totales : 15 g
Gras saturés : 3g
Cholestérol : 0 mg
Sodium : 390 mg
Glucides totaux : 45 g
Fibres : 10g
Protéine : 13g

Temps de cuisson : 35 minutes
Pour : 4

Instructions:

1. Préchauffer le four à 400°F.

2. Mélangez les pois chiches, les patates douces, le chou-fleur et les tomates cerises avec l'huile d'olive, la poudre d'ail, le sel et le poivre. Étaler sur une plaque à pâtisserie et rôtir pendant 25 à 30 minutes, en remuant à mi-cuisson, jusqu'à ce que les légumes soient tendres et légèrement dorés.

3. Répartissez les pousses d'épinards dans 4 bols. Garnir chacun de légumes rôtis et de pois chiches. Arroser de pesto de basilic.

Recette 3 :

Bol de pois chiches et légumes rôtis avec vinaigrette à l'avocat

Ingrédients:

- 1 boîte (15 oz) de pois chiches, égouttés et rincés

- 2 tasses de courgettes en cubes

- 1 tasse de champignons tranchés

- 1 oignon rouge coupé en dés
- 2 cuillères à soupe d'huile d'olive
- 1 cuillère à café d'origan séché
- Sel et poivre au goût
- 2 tasses de mesclun
- 1 avocat écrasé
- 2 cuillères à soupe de jus de citron vert
- 1 cuillère à soupe d'eau
- 1 gousse d'ail hachée
- 1 cuillère à café de miel

Nutrition (par portion) :
Calories : 380
Matières grasses totales : 18 g
Gras saturés : 2,5 g
Cholestérol : 0 mg
Sodium : 280 mg
Glucides totaux : 47 g
Fibres : 12g
Protéine : 12g

Temps de cuisson : 35 minutes
Pour : 4

Instructions:

1. Préchauffer le four à 400°F.

2. Mélangez les pois chiches, les courgettes, les champignons et l'oignon rouge avec l'huile d'olive, l'origan, le sel et le poivre. Étaler sur une plaque à pâtisserie et rôtir pendant 25 à 30 minutes, en remuant à mi-cuisson, jusqu'à ce que les légumes soient tendres et légèrement dorés.

3. Dans un petit bol, écrasez l'avocat et mélangez-le avec le jus de citron vert, l'eau, l'ail et le miel pour faire la vinaigrette.

4. Répartissez le mélange de verdure dans 4 bols. Garnir chacun de légumes rôtis et de pois chiches. Arroser de vinaigrette à l'avocat.

Recette 4 :

Bol de pois chiches et légumes rôtis avec vinaigrette tahini-citron

Ingrédients:

- 1 boîte (15 oz) de pois chiches, égouttés et rincés
- 2 tasses de betteraves en cubes
- 1 tasse de carottes tranchées
- 1 tasse de fleurons de brocoli
- 2 cuillères à soupe d'huile d'olive
- 1 cuillère à café de paprika
- Sel et poivre au goût
- 2 tasses de roquette
- 2 cuillères à soupe de tahin
- 2 cuillères à soupe de jus de citron
- 1 cuillère à soupe d'eau
- 1 cuillère à café de miel
- 1 gousse d'ail hachée

Nutrition (par portion) :
Calories : 370
Matières grasses totales : 15 g
Gras saturés : 2g
Cholestérol : 0 mg
Sodium : 390 mg
Glucides totaux : 48 g
Fibres : 13 g
Protéine : 13g

Temps de cuisson : 35 minutes
Pour : 4

Instructions:
1. Préchauffer le four à 400°F.
2. Mélangez les pois chiches, les betteraves, les carottes et le brocoli avec de l'huile d'olive, du paprika, du sel et du poivre. Étaler sur une plaque à pâtisserie et rôtir pendant 25 à 30 minutes, en remuant à mi-cuisson, jusqu'à ce que les légumes soient tendres et légèrement dorés.
3. Dans un petit bol, fouettez ensemble le tahini, le jus de citron, l'eau, le miel et l'ail pour préparer la vinaigrette.
4. Répartissez la roquette dans 4 bols. Garnir chacun de légumes rôtis et de pois chiches. Arroser de vinaigrette tahini-citron.

CHAPITRE TROIS

Options de dîner nutritifs pour les patients atteints de la maladie de Parkinson

-Poulet au four avec patates douces

Recette 1 :

Bouchées de poulet au four et de patates douces

Ingrédients:
- 1 lb de poitrines de poulet désossées et sans peau, coupées en cubes de 1 pouce
- 2 patates douces moyennes, pelées et coupées en cubes de 1 pouce
- 2 cuillères à soupe d'huile d'olive
- 1 cuillère à café de paprika

- 1 cuillère à café d'ail en poudre
- 1/2 cuillère à café de thym séché
- Sel et poivre au goût

Nutrition (par portion) :
Calories : 270
Matières grasses totales : 8 g
Gras saturés : 1g
Cholestérol : 65 mg
Sodium : 140mg
Glucides totaux : 23 g
Fibres : 4g
Protéine : 27g

Temps de cuisson : 30 minutes
Pour : 4

Instructions:
1. Préchauffer le four à 400°F.
2. Dans un grand bol, mélanger les cubes de poulet et les cubes de patate douce avec l'huile d'olive, le paprika, la poudre d'ail, le thym, le sel et le poivre jusqu'à ce qu'ils soient bien enrobés.

3. Étalez le mélange de poulet et de patate douce sur une plaque à pâtisserie recouverte de papier sulfurisé.

4. Cuire au four pendant 25 à 30 minutes, en remuant à mi-cuisson, jusqu'à ce que le poulet soit bien cuit et que les patates douces soient tendres.

5. Servir chaud.

Recette 2 :

Mélange de poulet au four et de patates douces

Ingrédients:
- 4 (6 oz) poitrines de poulet désossées et sans peau
- 3 patates douces moyennes, pelées et coupées en cubes de 1 pouce
- 1 oignon rouge émincé
- 2 cuillères à soupe d'huile d'olive
- 1 cuillère à café de romarin séché
- 1 cuillère à café de thym séché
- Sel et poivre au goût

Nutrition (par portion) :
Calories : 350
Matière grasse totale : 10g
Gras saturés : 1,5 g
Cholestérol : 90 mg
Sodium : 190mg
Glucides totaux : 30 g
Fibres : 5g
Protéine : 35g

Temps de cuisson : 40 minutes
Pour : 4

Instructions:
1. Préchauffer le four à 400°F.
2. Placez les poitrines de poulet, les cubes de patate douce et les tranches d'oignon rouge dans un grand plat allant au four. Arroser d'huile d'olive et saupoudrer de romarin, de thym, de sel et de poivre. Remuer pour enrober.
3. Cuire au four pendant 35 à 40 minutes, ou jusqu'à ce que le poulet soit bien cuit et que les patates douces soient tendres.

4. Servir chaud.

Recette 3 :

Poivrons farcis au poulet et aux patates douces

Ingrédients:
- 4 (6 oz) poitrines de poulet désossées et sans peau, cuites et râpées
- 2 tasses de patates douces en cubes
- 1 tasse de quinoa cuit
- 1/2 tasse d'oignon coupé en dés
- 2 gousses d'ail émincées
- 1 cuillère à café de poudre de chili
- 1/2 cuillère à café de cumin
- Sel et poivre au goût
- 4 poivrons coupés en deux et épépinés

Nutrition (par portion) :
Calories : 330
Matières grasses totales : 7 g
Gras saturés : 1g
Cholestérol : 70mg
Sodium : 200 mg

Glucides totaux : 36 g

Fibres : 6g

Protéine : 32g

Temps de cuisson : 50 minutes

Pour : 4

Instructions:

1. Préchauffer le four à 375°F.

2. Dans un grand bol, mélanger le poulet émincé, les patates douces coupées en cubes, le quinoa cuit, l'oignon, l'ail, la poudre de chili, le cumin, le sel et le poivre.

3. Farcissez le mélange dans les poivrons coupés en deux et placez-les dans un plat allant au four.

4. Cuire au four pendant 40 à 45 minutes, ou jusqu'à ce que les poivrons soient tendres et que la garniture soit bien chaude.

5. Servir chaud.

Recette 4 :

Brochettes de poulet au four et de patates douces

Ingrédients:
- 1 lb de cuisses de poulet désossées et sans peau, coupées en cubes de 1 pouce
- 2 patates douces moyennes, pelées et coupées en cubes de 1 pouce
- 1 oignon rouge coupé en morceaux de 1 pouce
- 2 cuillères à soupe d'huile d'olive
- 1 cuillère à café de paprika fumé
- 1/2 cuillère à café de cumin moulu
- Sel et poivre au goût

Nutrition (par portion) :
Calories : 290
Matière grasse totale : 10g
Gras saturés : 2g
Cholestérol : 85 mg
Sodium : 180mg
Glucides totaux : 21 g
Fibres : 3 g
Protéine : 29g

Temps de cuisson : 25 minutes
Pour : 4

Instructions:
1. Préchauffer le four à 400°F.
2. Enfilez les cubes de poulet, les cubes de patate douce et les morceaux d'oignon sur des brochettes.
3. Dans un petit bol, mélangez l'huile d'olive, le paprika fumé, le cumin, le sel et le poivre.
4. Badigeonnez les brochettes du mélange d'huile épicée.
5. Disposez les brochettes sur une plaque à pâtisserie recouverte de papier sulfurisé.
6. Cuire au four pendant 20 à 25 minutes, en retournant de temps en temps, jusqu'à ce que le poulet soit bien cuit et que les légumes soient tendres.
7. Servir chaud.

- Soupe de lentilles au chou frisé

Recette 1 :

Soupe classique aux lentilles et au chou frisé

Ingrédients:
- 1 tasse de lentilles brunes sèches, rincées
- 4 tasses de bouillon de légumes ou de poulet faible en sodium
- 1 cuillère à soupe d'huile d'olive
- 1 oignon coupé en dés
- 2 carottes pelées et coupées en dés
- 2 branches de céleri coupées en dés
- 3 gousses d'ail émincées
- 1 cuillère à café de cumin moulu
- 1 cuillère à café de thym séché
- 1/4 cuillère à café de flocons de piment rouge (facultatif)
- 4 tasses de chou frisé haché, tiges enlevées
- Sel et poivre au goût

Nutrition (par portion) :
Calories : 270

Matières grasses totales : 5 g
Gras saturés : 1g
Cholestérol : 0 mg
Sodium : 350 mg
Glucides totaux : 40 g
Fibres : 12g
Protéine : 16g

Temps de cuisson : 45 minutes
Pour : 4

Instructions:

1. Dans une grande casserole, mélanger les lentilles et le bouillon. Porter à ébullition, puis réduire le feu et laisser mijoter 15 à 20 minutes, jusqu'à ce que les lentilles soient tendres.

2. Dans une autre poêle, faites chauffer l'huile d'olive à feu moyen. Ajouter l'oignon, les carottes, le céleri et l'ail. Cuire 5 à 7 minutes, jusqu'à ce que les légumes soient ramollis.

3. Ajoutez les légumes sautés, le cumin, le thym et les flocons de piment rouge (le cas échéant) dans la casserole avec

les lentilles. Laisser mijoter encore 10 minutes.

4. Incorporer le chou frisé haché et cuire encore 5 minutes, jusqu'à ce que le chou frisé soit fané.

5. Assaisonnez avec du sel et du poivre au goût.

6. Servir chaud.

Recette 2 :

Soupe aux lentilles et au chou frisé avec saucisses

Ingrédients:
- 1 tasse de lentilles vertes sèches, rincées
- 4 tasses de bouillon de poulet faible en sodium
- 1 cuillère à soupe d'huile d'olive
- 1 lb de saucisses italiennes, boyaux retirés
- 1 oignon coupé en dés
- 3 gousses d'ail émincées
- 2 cuillères à café d'origan séché

- 1 cuillère à café de basilic séché
- 4 tasses de chou frisé haché, tiges enlevées
- Sel et poivre au goût

Nutrition (par portion) :
Calories : 360
Matières grasses totales : 15 g
Gras saturés : 4g
Cholestérol : 45 mg
Sodium : 630 mg
Glucides totaux : 33 g
Fibres : 11g
Protéine : 25g

Temps de cuisson : 45 minutes
Pour : 4

Instructions:
1. Dans une grande casserole, mélanger les lentilles et le bouillon de poulet. Porter à ébullition, puis réduire le feu et laisser mijoter 15 à 20 minutes, jusqu'à ce que les lentilles soient tendres.

2. Dans une autre poêle, faites chauffer l'huile d'olive à feu moyen. Ajoutez la saucisse italienne et faites cuire, en la brisant avec une cuillère, jusqu'à ce qu'elle soit dorée, environ 5 à 7 minutes.
3. Ajoutez l'oignon et l'ail à la saucisse et faites cuire pendant 2-3 minutes, jusqu'à ce qu'ils soient parfumés.
4. Transférez le mélange de saucisses dans la marmite avec les lentilles cuites. Incorporer l'origan et le basilic.
5. Ajoutez le chou frisé haché et laissez cuire encore 5 minutes, jusqu'à ce que le chou frisé soit fané.
6. Assaisonnez avec du sel et du poivre au goût.
7. Servir chaud.

Recette 3 :

Soupe de lentilles et chou frisé avec patates douces

Ingrédients:

- 1 tasse de lentilles rouges sèches, rincées
- 4 tasses de bouillon de légumes faible en sodium
- 1 cuillère à soupe d'huile d'olive
- 1 oignon coupé en dés
- 2 patates douces pelées et coupées en cubes
- 3 gousses d'ail émincées
- 1 cuillère à café de cumin moulu
- 1 cuillère à café de paprika fumé
- 4 tasses de chou frisé haché, tiges enlevées
- Sel et poivre au goût

Nutrition (par portion) :
Calories : 320
Matières grasses totales : 6 g
Gras saturés : 1g
Cholestérol : 0 mg
Sodium : 380 mg
Glucides totaux : 52 g
Fibres : 11g
Protéine : 15g

Temps de cuisson : 40 minutes
Pour : 4

Instructions:

1. Dans une grande casserole, mélanger les lentilles et le bouillon de légumes. Porter à ébullition, puis réduire le feu et laisser mijoter 10 à 15 minutes, jusqu'à ce que les lentilles soient tendres.

2. Dans une autre poêle, faites chauffer l'huile d'olive à feu moyen. Ajoutez les cubes d'oignon et de patate douce. Cuire 5 à 7 minutes, jusqu'à ce que les légumes soient ramollis.

3. Ajoutez l'ail, le cumin et le paprika fumé dans la poêle. Cuire 1 minute, jusqu'à ce qu'il soit parfumé.

4. Transférez les légumes sautés dans la marmite avec les lentilles cuites. Remuer pour combiner.

5. Ajoutez le chou frisé haché et laissez cuire encore 5 minutes, jusqu'à ce que le chou frisé soit fané.

6. Assaisonnez avec du sel et du poivre au goût.

7. Servir chaud.

Recette 4 :

Soupe de lentilles et chou frisé au quinoa

Ingrédients:
- 1 tasse de lentilles brunes sèches, rincées
- 1 tasse de quinoa sec, rincé
- 4 tasses de bouillon de légumes faible en sodium
- 1 cuillère à soupe d'huile d'olive
- 1 oignon coupé en dés
- 3 gousses d'ail émincées
- 2 cuillères à café de gingembre moulu
- 1 cuillère à café de coriandre moulue
- 4 tasses de chou frisé haché, tiges enlevées
- Sel et poivre au goût

Nutrition (par portion) :
Calories : 350
Matières grasses totales : 8 g

Gras saturés : 1g
Cholestérol : 0 mg
Sodium : 300 mg
Glucides totaux : 50 g
Fibres : 13 g
Protéine : 19g

Temps de cuisson : 40 minutes
Pour : 4

Instructions:

1. Dans une grande casserole, mélanger les lentilles, le quinoa et le bouillon de légumes. Porter à ébullition, puis réduire le feu et laisser mijoter 15 à 20 minutes, jusqu'à ce que les lentilles et le quinoa soient tendres.

2. Dans une autre poêle, faites chauffer l'huile d'olive à feu moyen. Ajouter l'oignon et cuire 3 à 4 minutes, jusqu'à ce qu'il soit ramolli.

3. Ajoutez l'ail, le gingembre et la coriandre dans la poêle. Cuire 1 minute, jusqu'à ce qu'il soit parfumé.

4. Transférez le mélange d'oignons sautés dans la casserole avec les lentilles cuites et le quinoa. Remuer pour combiner.

5. Ajoutez le chou frisé haché et laissez cuire encore 5 minutes, jusqu'à ce que le chou frisé soit fané.

6. Assaisonnez avec du sel et du poivre au goût.

7. Servir chaud.

- Morue au Four avec Légumes Rôtis

Recette 1 :

Morue au Four avec Légumes Rôtis

Ingrédients:
- 4 (6 oz) filets de morue
- 2 tasses de patates douces en cubes
- 1 tasse de choux de Bruxelles, coupés en deux
- 1 poivron rouge tranché

- 1 oignon rouge émincé
- 2 cuillères à soupe d'huile d'olive
- 1 cuillère à café de thym séché
- 1 cuillère à café de paprika
- Sel et poivre au goût
- Des quartiers de citron pour servir

Nutrition (par portion) :
Calories : 320
Matière grasse totale : 9 g
Gras saturés : 1,5 g
Cholestérol : 80mg
Sodium : 290mg
Glucides totaux : 28 g
Fibres : 6g
Protéine : 32g

Temps de cuisson : 35 minutes
Pour : 4

Instructions:
1. Préchauffer le four à 400°F.
2. Dans un grand plat allant au four, mélanger les patates douces, les choux de Bruxelles, le poivron et l'oignon avec

l'huile d'olive, le thym, le paprika, le sel et le poivre.

3. Rôtissez les légumes pendant 20 minutes en remuant à mi-cuisson.

4. Poussez les légumes sur les côtés du plat allant au four et placez les filets de cabillaud au milieu.

5. Cuire au four encore 12 à 15 minutes, jusqu'à ce que la morue soit opaque et se défasse facilement à la fourchette.

6. Servir la morue au four avec les légumes rôtis et les quartiers de citron.

Recette 2 :

Morue au four avec légumes rôtis au citron et à l'ail

Ingrédients:
- 4 (6 oz) filets de morue
- 2 tasses de courgettes en cubes
- 1 tasse de tomates cerises coupées en deux
- 1 tasse de champignons tranchés
- 3 gousses d'ail émincées

- 2 cuillères à soupe d'huile d'olive
- 1 cuillère à soupe de jus de citron
- 1 cuillère à café d'origan séché
- Sel et poivre au goût

Nutrition (par portion) :
Calories : 280
Matière grasse totale : 10g
Gras saturés : 1,5 g
Cholestérol : 80 mg
Sodium : 290 mg
Glucides totaux : 15 g
Fibres : 4g
Protéine : 35g

Temps de cuisson : 30 minutes
Pour : 4

Instructions:
1. Préchauffer le four à 400°F.
2. Dans un grand plat allant au four, mélanger les courgettes, les tomates cerises, les champignons et l'ail. Arroser d'huile d'olive, de jus de citron, d'origan,

de sel et de poivre. Remuer pour enrober.

3. Rôtissez les légumes pendant 15 minutes.

4. Poussez les légumes sur les côtés du plat allant au four et placez les filets de cabillaud au milieu.

5. Cuire au four encore 12 à 15 minutes, jusqu'à ce que la morue soit opaque et se défasse facilement à la fourchette.

6. Servir la morue au four avec les légumes rôtis au citron et à l'ail.

Recette 3 :

Morue au four avec légumes rôtis au romarin

Ingrédients:
- 4 (6 oz) filets de morue
- 2 tasses de courge musquée en cubes
- 1 tasse de fleurons de brocoli
- 1 oignon rouge émincé
- 2 cuillères à soupe d'huile d'olive

- 2 cuillères à café de romarin frais haché
- 1 cuillère à café d'ail en poudre
- Sel et poivre au goût

Nutrition (par portion) :
Calories : 300
Matières grasses totales : 8 g
Gras saturés : 1g
Cholestérol : 80mg
Sodium : 280 mg
Glucides totaux : 22 g
Fibres : 5g
Protéine : 35g

Temps de cuisson : 40 minutes
Pour : 4

Instructions:
1. Préchauffer le four à 400°F.
2. Dans un grand plat allant au four, mélanger la courge musquée, le brocoli et l'oignon rouge avec l'huile d'olive, le romarin, la poudre d'ail, le sel et le poivre.

3. Rôtissez les légumes pendant 25 minutes en remuant à mi-cuisson.

4. Poussez les légumes sur les côtés du plat allant au four et placez les filets de cabillaud au milieu.

5. Cuire au four encore 12 à 15 minutes, jusqu'à ce que la morue soit opaque et se défasse facilement à la fourchette.

6. Servir la morue au four avec les légumes rôtis au romarin.

Recette 4 :

Morue au four avec légumes rôtis méditerranéens

Ingrédients:
- 4 (6 oz) filets de morue
- 2 tasses d'aubergines en cubes
- 1 tasse de tomates cerises coupées en deux
- 1 tasse de courgettes tranchées
- 1/2 tasse d'olives Kalamata, tranchées
- 2 cuillères à soupe d'huile d'olive
- 1 cuillère à café d'origan séché

- 1 cuillère à café de basilic séché
- 2 gousses d'ail émincées
- Sel et poivre au goût

Nutrition (par portion) :
Calories : 310
Matières grasses totales : 12 g
Gras saturés : 2g
Cholestérol : 80mg
Sodium : 420 mg
Glucides totaux : 18 g
Fibres : 6g
Protéine : 35g

Temps de cuisson : 35 minutes
Pour : 4

Instructions:
1. Préchauffer le four à 400°F.
2. Dans un grand plat allant au four, mélanger les aubergines, les tomates cerises, les courgettes et les olives. Arroser d'huile d'olive et saupoudrer d'origan, de basilic, d'ail, de sel et de poivre. Remuer pour enrober.

3. Rôtissez les légumes pendant 20 minutes en remuant à mi-cuisson.

4. Poussez les légumes sur les côtés du plat allant au four et placez les filets de cabillaud au milieu.

5. Cuire au four encore 12 à 15 minutes, jusqu'à ce que la morue soit opaque et se défasse facilement à la fourchette.

6. Servir la morue au four avec les légumes rôtis méditerranéens.

-Poivrons farcis à la dinde hachée

Recette 1 :

Poivrons farcis classiques

Ingrédients:
- 6 poivrons moyens (mélange de couleurs)
- 1 lb de dinde hachée
- 1 tasse de riz cuit
- 1 petit oignon coupé en dés

- 2 gousses d'ail émincées
- 1 boîte (15 oz) de tomates en dés
- 1 cuillère à café d'origan séché
- 1 cuillère à café de basilic séché
- Sel et poivre au goût
- 1 tasse de fromage râpé (cheddar ou mozzarella)

Informations nutritionnelles (par portion) :
- Calories : 280
- Matières grasses totales : 10g
- Graisses saturées : 4g
- Cholestérol : 75mg
- Sodium : 480 mg
- Total de glucides : 25 g
- Fibres : 5g
- Protéines : 25g

Temps de cuisson : 60 minutes
Portion : 1 poivron farci

Instructions:
1. Préchauffer le four à 375°F.

2. Coupez le dessus des poivrons et retirez les graines et les membranes. Disposez les poivrons dans un plat allant au four.

3. Dans une poêle, cuire la dinde hachée à feu moyen jusqu'à ce qu'elle soit dorée. Égoutter tout excès de graisse.

4. Ajoutez le riz cuit, l'oignon, l'ail, les tomates en dés, l'origan, le basilic, le sel et le poivre. Bien mélanger.

5. Farcir le mélange dans les poivrons évidés.

6. Garnir les poivrons de fromage râpé.

7. Cuire au four pendant 30 à 40 minutes, ou jusqu'à ce que les poivrons soient tendres et que le fromage soit fondu et bouillonnant.

Recette 2 : Poivrons farcis tex-mex

Ingrédients:
- 6 poivrons moyens (mélange de couleurs)
- 1 lb de dinde hachée
- 1 tasse de riz brun cuit

- 1 boîte (15 oz) de haricots noirs, égouttés et rincés
- 1 tasse de salsa
- 1 cuillère à café de poudre de chili
- 1 cuillère à café de cumin
- Sel et poivre au goût
- 1 tasse de fromage cheddar râpé

Informations nutritionnelles (par portion) :
- Calories : 300
- Graisse totale : 12g
- Graisses saturées : 5g
- Cholestérol : 70 mg
- Sodium : 590 mg
- Total de glucides : 30 g
- Fibres : 7g
- Protéines : 26g

Temps de cuisson : 55 minutes
Portion : 1 poivron farci

Instructions:
1. Préchauffer le four à 375°F.

2. Coupez le dessus des poivrons et retirez les graines et les membranes. Disposez les poivrons dans un plat allant au four.

3. Dans une poêle, cuire la dinde hachée à feu moyen jusqu'à ce qu'elle soit dorée. Égoutter tout excès de graisse.

4. Ajoutez le riz cuit, les haricots noirs, la salsa, la poudre de chili, le cumin, le sel et le poivre. Bien mélanger.

5. Farcir le mélange dans les poivrons évidés.

6. Garnir les poivrons de fromage cheddar râpé.

7. Cuire au four pendant 25 à 30 minutes ou jusqu'à ce que les poivrons soient tendres et que le fromage soit fondu et bouillonnant.

Recette 3 :

Poivrons farcis à la méditerranéenne

Ingrédients:

- 6 poivrons moyens (mélange de couleurs)
- 1 lb de dinde hachée
- 1 tasse de quinoa cuit
- 1 boîte (15 oz) de tomates en dés
- 1/2 tasse de fromage feta émietté
- 1/4 tasse de persil frais haché
- 2 gousses d'ail émincées
- 1 cuillère à café d'origan séché
- Sel et poivre au goût

Informations nutritionnelles (par portion) :
- Calories : 260
- Graisse totale : 11g
- Gras saturés : 3g
- Cholestérol : 75mg
- Sodium : 520mg
- Total de glucides : 20 g
- Fibres : 4g
- Protéines : 24g

Temps de cuisson : 50 minutes
Portion : 1 poivron farci

Instructions:

1. Préchauffer le four à 375°F.

2. Coupez le dessus des poivrons et retirez les graines et les membranes. Disposez les poivrons dans un plat allant au four.

3. Dans une poêle, cuire la dinde hachée à feu moyen jusqu'à ce qu'elle soit dorée. Égoutter tout excès de graisse.

4. Ajoutez le quinoa cuit, les tomates en dés, la feta, le persil, l'ail, l'origan, le sel et le poivre. Bien mélanger.

5. Farcir le mélange dans les poivrons évidés.

6. Cuire au four pendant 25 à 30 minutes ou jusqu'à ce que les poivrons soient tendres.

Recette 4 :

Poivrons farcis à l'italienne

Ingrédients:

- 6 poivrons moyens (mélange de couleurs)

- 1 lb de dinde hachée
- 1 tasse de riz brun cuit
- 1 boîte (15 oz) de tomates en dés
- 1/2 tasse de parmesan râpé
- 2 gousses d'ail émincées
- 1 cuillère à café de basilic séché
- 1 cuillère à café d'origan séché
- Sel et poivre au goût

Informations nutritionnelles (par portion) :
- Calories : 270
- Graisse totale : 9g
- Gras saturés : 3g
- Cholestérol : 80mg
- Sodium : 560 mg
- Total de glucides : 24 g
- Fibres : 5g
- Protéines : 25g

Temps de cuisson : 55 minutes
Portion : 1 poivron farci

Instructions:
1. Préchauffer le four à 375°F.

2. Coupez le dessus des poivrons et retirez les graines et les membranes. Disposez les poivrons dans un plat allant au four.

3. Dans une poêle, cuire la dinde hachée à feu moyen jusqu'à ce qu'elle soit dorée. Égoutter tout excès de graisse.

4. Ajoutez le riz cuit, les tomates en dés, le parmesan, l'ail, le basilic, l'origan, le sel et le poivre. Bien mélanger.

5. Farcir le mélange dans les poivrons évidés.

6. Cuire au four pendant 25 à 30 minutes ou jusqu'à ce que les poivrons soient tendres et que la garniture soit chaude.

CONCLUSION

La complexité et la nature multiforme de la maladie de Parkinson posent depuis longtemps des défis importants tant aux chercheurs qu'aux cliniciens. Cependant, les progrès récents dans notre compréhension de cette maladie débilitante offrent une lueur d'espoir pour un avenir meilleur. En démasquant le réseau complexe de facteurs génétiques, environnementaux et neurologiques contribuant à la maladie de Parkinson, nous avons jeté les bases d'interventions plus ciblées et plus efficaces.

L'identification de mutations génétiques clés et l'exploration de déclencheurs environnementaux ont mis en lumière les mécanismes sous-jacents à l'origine du développement et de la progression de la maladie de Parkinson. Ces connaissances ont ouvert de nouvelles voies en matière de détection précoce, d'approches thérapeutiques personnalisées et de stratégies préventives. Le perfectionnement des outils de diagnostic, tels que les techniques avancées de neuroimagerie et l'analyse des biomarqueurs, a permis des diagnostics plus précoces et plus précis, permettant ainsi des interventions rapides susceptibles de ralentir l'évolution de la maladie.

De plus, les progrès des thérapies neuroprotectrices, notamment les nouveaux agents pharmacologiques et les approches innovantes de neuromodulation, promettent de préserver et même de restaurer la fonction neuronale chez les personnes atteintes de la maladie de Parkinson. L'exploration des thérapies basées sur les cellules souches et des techniques de médecine régénérative offre la perspective alléchante d'inverser les processus neurodégénératifs, rétablissant potentiellement les capacités motrices et cognitives perdues.

Parallèlement à ces avancées médicales, le rôle central des équipes de soins multidisciplinaires et l'autonomisation des patients et de leurs familles ne peuvent être surestimés. L'intégration d'approches globales centrées sur le patient qui répondent aux besoins physiques, émotionnels et sociaux des personnes atteintes de la maladie de Parkinson a joué un rôle déterminant dans l'amélioration de la qualité de vie et du bien-être général.

Alors que nous continuons à comprendre les complexités de la maladie de Parkinson, l'avenir est immense. Grâce à des efforts de recherche soutenus, des partenariats collaboratifs et un engagement inébranlable à améliorer la vie des personnes touchées, nous sommes sur le point de faire des progrès significatifs dans la conquête de cette maladie débilitante. Le chemin à parcourir est peut-être long et ardu, mais avec chaque avancée progressive, nous nous rapprochons d'un monde où la maladie de Parkinson ne sera pas seulement gérée, mais finalement vaincue, redonnant espoir et dignité à ceux qui relèvent courageusement ce défi.